TRAITÉ

DES

MALADIES DES CHEVEUX

Paris. Typ. d'Emile Allard, 14, rue d'Enghien.

TRAITÉ

DES

MALADIES DES CHEVEUX

ET

DE TOUT LE SYSTÈME PILEUX

COMPRENANT :

1o L'étude anatomique des Poils ;
2o L'hygiène et la physiologie des Cheveux et du système pileux ;
3o Les causes, symptômes, diagnostic, pronostic et traitement de toutes les affections du système pileux :

ALTÉRATIONS DES POILS : Grosseur anormale des Poils. — Longueur anormale. — Changements de couleur des Poils. — Feutrage des Poils. — Xérotrixie ou sécheresse des cheveux. — Hydrotrixie ou humidité excessive des cheveux. — Poils surnuméraires.

MALADIES DES CHEVEUX : Albinisme des Cheveux. — Canitie. — Calvitie. — Alopécie. — Plique.

Suivi d'un Formulaire général des Préparations en usage pour combattre ces maladies.

PAR

LE DOCTEUR B. LUNEL.

. PRIX : 2 FR.

PARIS

CHEZ L'AUTEUR, RUE DES BOURDONNAIS, 41.
LIBRAIRIE PARISIENNE, RUE NOTRE-DAME-DES-VICTOIRES, 52.

1860

INTRODUCTION

La thérapeutique des maladies des cheveux ne peut être rationnelle que si elle est dirigée par le médecin. Il n'y a donc rien à obtenir, comme résultat favorable, de cette foule de philocomes indiqués contre l'alopécie et les diverses affections du système pileux, telles que les graisses d'ours, de cerf, de lapin, de serpent, l'eau de la reine de Hongrie, etc., etc. En général, ces préparations ne peuvent qu'enrichir ceux qui les exploitent avec tant de succès.

Nous enveloppons de la même proscription ces liqueurs, ces teintures, qui ont pour objet de teindre les poils. La plupart des substances qui entrent dans la composition de ces cosmétiques sont des caustiques, des sels métalliques, qui non-seulement brûlent l'épiderme et les cheveux, la barbe, etc, mais encore peuvent occasionner de violentes céphalalgies et de graves inflammations de la face et des yeux.

Quant aux substances qui teignent les cheveux sans les brûler, leur action n'est pas plus durable que celle d'une eau colorée, et n'ont d'autre effet que de salir la tête.

Nous avons divisé notre Traité des maladies des cheveux en trois chapitres. Dans le premier, nous étudions l'anatomie des poils; dans le deuxième, nous présentons l'hygiène et la physiologie des cheveux et du système pileux; enfin, dans le troisième, nous exposons la nomenclature complète des altérations des poils et des maladies auxquelles sont sujets les bulbes pilifères.

Notre travail est terminé par le *formulaire général* des préparations employées dans le traitement des maladies du système pileux. Ces préparations, entre les mains du médecin, peuvent donner quelques bons résultats, secondées surtout par une diététique appropriée et par l'observation rigoureuse des règles de l'hygiène.

Un mot maintenant sur l'historique de la chevelure chez les différents peuples.

Il n'est rien qui ait été plus soumis aux caprices de la mode que la chevelure. Chez les Hébreux, les prêtres seuls se faisaient couper les cheveux. Les Grecs, de même que

le peuple juif, les portaient fort longs; mais ils les parta-
geaient sur le front et les frisaient de manière à en former
un toupet. Jusqu'à l'an 454 de Rome, les Romains portèrent les cheveux longs. Plus tard, ils les portèrent courts,
et regardèrent une longue chevelure comme le signe de
mœurs efféminées.

Au contraire, chez les Gaulois et chez les Francs, la
longue chevelure était une marque d'honneur et de no-
blesse : les Mérovingiens furent même appelés *rois cheve-
lus*. Plusieurs peuples barbares de la Germanie réunis-
saient leurs cheveux en un gros faisceau lié derrière la
nuque.

Une tête rasé était un signe d'esclavage chez la plupart
des peuples anciens, et cette idée subsiste encore aujour-
d'hui dans plusieurs ordres monastiques. Les mahomé-
tans, les Arabes et les Chinois se rasent complétement la
tête; mais ce dernier peuple garde au sommet une mèche
tressée, quelquefois très longue.

En France, les cheveux longs furent à la mode jusqu'à
François Ier. Pour cacher une cicatrice qu'il avait au visage, ce prince porta la barbe longue et les cheveux
courts : tous les grands du royaume l'imitèrent bientôt.
Louis XIII, devenu chauve, amena l'usage des perruques,

qui acquirent, sous Louis **XIV**, une si grande dimension (1). Les ecclésiastiques ne l'admirent qu'en 1660, car les faux cheveux avaient été condamnés par les Pères de l'Église.

Sous Louis **XV**, on commença à se poudrer et à porter la queue, dont l'usage se maintint jusqu'à la fin du XVIIIe siècle. Vinrent alors la chevelure à la Titus et les différentes coiffures que nous voyons de nos jours.

Dr B. LUNEL.

(1) Les perruques furent connues des peuples anciens. Xénophon nous apprend que le Mède Astyage portait de faux cheveux. A Rome, sous l'Empire surtout, les hommes et les femmes portaient perruque.

TABLE DES MATIÈRES.

CHAPITRE II.

Hygiène et physiologie des cheveux et du système pileux.

CHAPITRE III.

Maladies des cheveux et du système pileux.

FORMULAIRE.

FIN DE LA TABLE.

TRAITÉ

DES

MALADIES DES CHEVEUX

ET DE TOUT LE SYSTÈME PILEUX.

CHAPITRE PREMIER

ÉTUDE ANATOMIQUE DES POILS.

On donne le nom de *poils* aux filaments qui sortent de la peau et recouvrent certaines parties qu'ils semblent protéger. Selon les régions de la peau où on les observe, les poils prennent des noms différents.

On appelle *cheveux*, ceux qui couvrent la tête ; *sourcils*, ceux qui sont rangés en arcades au bord supérieur de l'orbite ; *cils*, ceux qui garnissent le bord des paupières ; *barbe*, ceux du menton et des parties environnantes.

Les poils qui ombragent les aisselles et les parties génitales ont reçu le nom d'*axillaires* (d'*axilla*, aisselle) et de génitaux ; ceux qu'on observe sur toutes les régions de la périphérie du corps sont appelés *poils* proprement dits.

Les poils sont en général cylindriques, parfois plus ou moins plats ; ils sont droits ou frisés, et diversement colorés, depuis le blanc pur jusqu'au plus beau noir ; en passant par le jaune ou le rouge et le brun. Leur couleur est toujours en rapport avec celle de la peau et avec le développement du *pigmentum* (1) dans d'autres parties colorées.

On distingue dans les poils trois parties continues l'une à l'autre, savoir :

1° La *racine*, ou extrémité adhérente et renflée;

2° La *pointe*, ou extrémité terminale conique ;

3° Le *corps*, ou partie moyenne, quelquefois plus épais au milieu.

Sous le rapport de sa structure intime, le poil comprend réellement trois parties :

1° La *substance propre*, ou *pileuse*, matière homogène, dure, incolore, mais pouvant être colorée du blond pâle au noir foncé par une substance huileuse, unie à une certaine quantité de *mélanine* (2). La substance propre du poil est creusée d'un canal partant du niveau de la peau et se prolongeant plus ou moins près de la pointe du cheveu;

2° La *moelle*, qui est au centre, formée généralement de cellules polyédriques, consiste en globules brillants qui ressemblent à des gouttes d'huile : elle manque quelquefois;

3° Une *couche épithéliale* (3) qui tapisse la surface du cheveu.

---

(1) Le *pigment* est une matière muqueuse siégeant sous l'épiderme, et qui donne à la peau les diverses nuances que nous lui connaissons.

(2) La *mélanine* est une substance organique de couleur variant du noir au brun-roussâtre, qu'on rencontre dans la moelle des cheveux, dans les interstices des fibrilles de leur racine, etc.

(3) Par *epithelium*, on entend une espèce d'éléments anatomiques caractérisés par leur état de cellules ou de noyau libre, situés à la surface des membranes tégumentaires, muqueuses, séreuses, etc.

L'*épiderme propre* du cheveu, dit Charles Robin, est formé de cellules pavimenteuses, formant une couche unique de cellules imbriquées et fortement adhérentes, mais qui se détachent quelquefois dans une étendue variable par l'action du peigne. Ce sont les bords de ces cellules qui avaient été pris pour ceux des prétendus cônes emboîtés, dont on supposait les cheveux formés.

L'*appareil producteur* des poils, dit *appareil pileux*, est composé :

1° Du *follicule*, organe en forme de gaîne et portant à son fond le *bulbe pileux*; il a en général deux glandes pileuses.

2° L'*épiderme*, qui tapisse le *follicule* du côté du poil;

3° Les *glandes pileuses*, munies d'un canal excréteur, versant une matière grasse et qui s'ouvre vers la jonction du follicule pileux avec le derme.

CHAPITRE II

HYGIÈNE ET PHYSIOLOGIE DES CHEVEUX ET DU SYSTÈME PILEUX.

Les cheveux présentent des différences suivant les individus et suivant les races humaines. Ils sont plus longs chez les femmes que chez l'homme, et l'on a remarqué qu'ils tombaient plus rarement chez les sujets féminins.

La coupe des cheveux, chez les enfants bien portants, et par une température douce, augmente la vitalité des bulbes pileux et surexcite légèrement la peau de la tête. Raser les cheveux chez des sujets qui relèvent de maladie, pourrait amener des accidents. Du reste, lorsque les cheveux tombent après une maladie, on les voit le plus souvent repousser après la convalescence.

On attribue quelquefois une action salutaire à la présence des poux à la tête des enfants; c'est une grave erreur: il faut détruire impitoyablement ces parasites. Règle générale, il faut, chez les enfants comme chez les adultes, entretenir les cheveux dans un état de propreté constant, les peigner chaque jour, les brosser et les laver de temps en temps pour enlever ce qui peut s'amasser dans leurs interstices, et rendre ainsi plus facile la transpiration de la tête. Il ne faut pas oublier que les meilleurs cosmétiques sont le peigne, la brosse et les lotions d'eau tiède, pure ou légèrement savonneuse.

Les poils sont susceptibles d'une foule de nuances dans leur couleur, suivant les pays, les climats, les latitudes, les tempéraments, les habitudes, etc.

Dans nos pays, les couleurs principales sont le noir, le brun, le châtain, le châtain-clair, le blond, le blond hardi, le rouge, le rouge de feu, le rouge-flamme et le roux.

Tous les médecins, dit Bichat, on fait entrer la couleur des cheveux parmi les caractères des tempéraments. Le noir est l'expression de la force et de la vigueur. Une figure d'athlète avec des cheveux blonds serait presque ridicule. Ces derniers sont l'attribut de la faiblesse et de la mollesse; ils flottent sur la tête des figures que les peintres ont rendues étrangères aux grandes passions, aux choses fortes et héroïques; ils se trouvent sur les figures des jeunes gens, dans les tableaux où les ris, les jeux, les grâces et la volupté président aux sujets qui y sont exprimés. Ces deux couleurs, le noir et le blond, ainsi que leurs nuances secondaires, se trouvent distribuées chez les femmes en proportion presque égale : or, réfléchissez à l'espèce de sentiment que ce sexe vous inspire, suivant celle qu'il en partage ; et, abstraction faite de toute autre considération, vous verrez qu'une femme blonde fait naître un sentiment que semblent dicter la beauté et la faiblesse réunies. Les épithètes que nous lui donnons expriment même ce double attribut. Au contraire, l'expression de brune piquante annonce, dans celles qu'elle désigne, un mélange de force et de beauté. La beauté est donc un don commun qui nous attire, mais qui, modifiée diversement par les formes extérieures, nous attire en nous touchant, en nous intéressant, en nous agaçant, etc. Des yeux où se

3*

peint la langueur, sont fréquemment associés à des cheveux blonds, tandis que des cheveux noirs se rencontrent
presque toujours avec ceux dont la vivacité, le pétillant
semblent annoncer un surcroît de vie qui cherche à se
répandre.

L'habitude, qui use tout, change nos goûts pour la couleur des cheveux, comme pour celle de nos habits. Les
noirs, les blonds et leurs nombreuses nuances sont tour à
tour en France un objet de mode; et, comme l'organisation ne change point ainsi que nos goûts, nous avons
imaginé les chevelures artificielles, moyen heureux qui
semble asservir à notre inconstance la marche invariable
de la nature, et qui, changeant à notre gré l'impression
que la physionomie emprunte des cheveux, peut à tout
instant présenter l'homme sous des formes que le bon ton
préconise aujourd'hui, et que le ridicule poursuit demain.
Or, parmi ces variations sans nombre qui se succèdent chez
nous dans la mode des cheveux, jamais ni ceux qui sont
d'un rouge de feu, ni leurs diverses nuances, ne trouvent
place. La plupart des peuples ont pour eux une aversion
non équivoque : c'est presque, à nos yeux, un vice de con-
formation que de naître avec eux. Cette opinion est trop
générale pour n'avoir pas quelque fondement réel; le prin-
cipal me paraît être la connexion ordinaire de ces cheveux
avec le tempérament, et par là même avec le caractère
qui résulte de celui-ci ; or, l'espèce de caractère associé
à ce genre de cheveux, n'est pas communément la plus
heureuse, quoiqu'il y ait beaucoup d'exceptions à ce prin-
cipe passé en proverbe. Un autre motif d'aversion pour
les cheveux couleur de feu, c'est que l'humeur huileuse
qui les lubrifie, exhale souvent une odeur fétide, étran-
gère aux autres espèces de cheveux.

Quel est le rapport qui peut exister entre les cheveux et le caractère? Les premiers influencent-ils le second? Nullement. Voici comment on doit concevoir ce rapport. Chaque homme a son mode d'organisation et de constitution. Ce mode forme le tempérament. Or, à chaque mode sont attachés, d'une part, telle ou telle espèce de cheveux; de l'autre, la prédominance de tel ou tel viscère intérieur, laquelle nous frappant moins, n'est pas moins réelle. Cette prédominance dispose manifestement à certaines passions qui sont les attributs principaux du caractère. Donc la couleur des cheveux et celui-ci sont deux résultats divers d'une même cause, savoir : de la constitution ; mais l'une n'influe point sur l'autre.

L'homme, qui dénature tout, s'est fait une habitude, dans la plupart des sociétés, de la section des cheveux, de la barbe, etc. Pour le vulgaire, c'est une affaire de mode ; pour le médecin, c'est un usage qui influe peut-être plus qu'on ne croit sur les fonctions. En effet, dans l'état naturel, une fois que le système pileux a acquis son accroissement, il ne présente plus que le mouvement habituel de composition et de décomposition. Au contraire, chez l'homme qui le coupe, il est habituellement le siége de ce mouvement et de celui de l'accroissement. Cet usage perpétue donc les phénomènes qui s'y passent dans l'enfance, et y appelle par conséquent un travail plus actif, qui, peut-être, se fait aux dépens de celui de beaucoup d'autres parties.

Chez la plupart des animaux, les mâles sont distingués des femelles par quelques productions extérieures qu'ils ont de plus. La crête du coq, la crinière du lion, les bois du cerf, etc., sont un exemple de ces caractères distinctifs. Chez l'homme, c'est principalement la barbe qui est l'attribut du mâle ; elle occupe tout le menton, les côtés de la face, l'une et l'autre lèvre et la partie supérieure du cou ; elle laisse les joues à nu ainsi que les environs de l'œil : aussi, remarquez que c'est principalement là que se peignent les passions, dont l'expression nous serait cachée par les poils, si le bas de la figure en était le siége. La barbe, moins longue en général que les cheveux, l'est plus que tous les autres poils ; elle partage assez communément la couleur des premiers, plus rarement blonde cependant, et tend plus qu'eux à prendre la teinte rouge de feu, laquelle coïncide souvent avec des cheveux blonds. La nature des poils de la barbe est la même que celle des poils des parties génitales, des sourcils, etc. Ils frisent, sont plus raides, plus résistants et constamment moins huileux que les cheveux.

La quantité de la barbe varie singulièrement chez les différents hommes. En général, la force et la vigueur sont l'apanage de ceux où elle abonde et où elle est d'une teinte noire très-foncée. Remarquez aussi que les mâles les plus forts dans les diverses espèces d'animaux sont ceux où la production extérieure qui les distingue des femelles est le plus prononcée. On dirait que cette production caractéristique est l'indice de l'énergie ou de la faiblesse de leur constitution. Une belle crinière n'appartient pas à un petit lion ; de grands bois, des cornes longuement contournées appartiennent toujours à un cerf ou à un bélier bien constitués. Observez qu'il n'en est point de même des autres poils communs aux deux sexes ; souvent chez l'homme faible, ceux des bras, des cuisses, etc., sont aussi marqués et même plus nombreux que chez les plus musculeux.

L'habitude de couper la barbe, comme la plupart des Européens, de la conserver comme les Asiatiques, de la

tresser en divers sens comme les Chinois, donne à la face
une expression diverse et qui caractérise les peuples. Une
physionomie mâle, vigoureuse, et qui exprime la force et
l'énergie, ne peut être dépouillée de cet attribut extérieur
sans perdre une partie de son caractère. Celle des Orien-
taux présente une apparence qui coïncide avec la force de
leur corps, et qui contraste avec la mollesse de leurs
mœurs. Je ne sais si, en consultant l'histoire des différents
peuples qui laissent croître leur barbe, et celle des nations
qui la coupent, on ne serait pas tenté de croire que la force
musculaire est, jusqu'à un certain point, liée à son existence,
et que cette force diminue toujours un peu lorsqu'on s'en
prive habituellement. Tout le monde connaît la vigueur
des anciens, celle des peuples à barbe longue, celle même
de certains hommes qui, parmi nous, la laissaient croître
par les lois d'une institution monacale. Sans doute, beaucoup de causes peuvent faire coïncider la faiblesse avec
la barbe ; mais, en aperçu général, je crois qu'on peut
admettre un certain rapport entre elles et les forces.
Coupez à un coq la crête, qui est son attribut caractéristique de mâle, comme la barbe est celui de l'homme, il
languira en partie. Je suis persuadé qu'on ôterait au lion
une partie de sa force en lui enlevant la crinière. On connaît le résultat des expériences de Russel, faites sur la castration des cerfs : leurs bois, après cette opération, ont
végété d'une manière irrégulière, ou, même, n'ont point
poussé. Cet attribut extérieur du mâle dans cette espèce
se manifeste, comme on sait, à l'époque de la virilité, où
les forces croissent. Il en est de même de la barbe humaine.
Cette coïncidence prouverait seule que l'usage de cette
dernière est de servir de caractère extérieur au sexe
masculin. L'eunuque, dont les forces sont peu mar-

quées , perd aussi souvent beaucoup de poils de sa barbe.

Tels sont nos préjugés dans l'idée que nous nous formons de la beauté, que nous attachons le ridicule au beau réel, au beau absolu ; car ce qui indique la perfection organique est certainement tel. Un paon mâle sans queue d'émeraudes, un bélier sans ses cornes nous déplaisent : pourquoi l'homme sans la barbe ne nous choquerait-il pas ?

Les usages des poils sont très variés : les cheveux ornent la tête et la protégent contre le froid ; les sourcils modèrent l'intensité de la lumière, et détournent la sueur qui, tombant du front, tendrait à s'introduire entre les paupières ; les cils modèrent aussi les impressions de la lumière, et écartent les corps étrangers qui pourraient s'introduire dans l'œil ; les poils des narines, du conduit auditif externe, s'opposent à l'introduction des corps étrangers dans ces cavités. On connaît peu les usages des autres poils.

Les relations du système pileux avec l'appareil génital sont incontestables. Un développement précoce de la puberté amène toujours un développement correspondant du système pileux. Le docteur Moreau, de la Sarthe, présenta à la Faculté de médecine un enfant de six ans, remarquable par le développement des organes génitaux : la poitrine de cet enfant était velue comme celle d'un adulte. On sait que la castration prive ordinairement les eunuques des poils du visage et du pubis. Les *hedjeras*, femmes qu'on rend eunuques à l'aide d'une opération pratiquée avec une aiguille sur les ovaires, présentent aussi les mêmes particularités.

CHAPITRE III

MALADIES DES CHEVEUX ET DU SYSTÈME PILEUX

ALTÉRATIONS DES POILS.

Il peu y avoir *grosseur anormale des poils, longueur anormale, changement de couleur, feutrage des poils , sécheresse ou humidité des cheveux.*

GROSSEUR ANORMALE DES POILS (HYPERTROPHIE PILEUSE).

Elle paraît provenir, selon le docteur Ollivier d'Angers, de la fusion de plusieurs bulbes en un seul, d'où il résulte que le produit de la sécrétion réunie de deux ou trois papilles pilifères forme une seule tige dont la base offre une plus grande épaisseur. L'arrachement des poils qui présente cette disposition, que nous nommons *hypertrophie pileuse*, est le seul remède.

LONGUEUR ANORMALE DES POILS.

La cause de ce phénomène est encore inconnue. On l'observe dans certaine maladie, dans la phthisie pulmonaire, la plique, etc.

CHANGEMENT DE COULEUR DES POILS.

On a vu des individus très bruns perdre leurs cheveux dans une maladie, et, ceux-ci, repousser blonds, mous et soyeux ; d'autres, présenter une chevelure blonde dans leurs premières années, et la voir devenir châtain foncé plus tard, *et vice versa*. Les ouvriers qui travaillent le cuivre voient leurs cheveux devenir verts, par suite du dépôt de l'oxyde du métal sur les tiges capillaires ; mais ici, il suffit de couper les cheveux ras et de se soustraire aux causes pour voir les poils repousser dans leur état normal. — Voyez *Canitie*.

FEUTRAGE DES POILS.

Le feutrage des poils consiste dans un entrelacement inextricable des tiges pileuses, dans des nœuds, des plaques de formes et d'aspect divers. Il diffère de la *plique*, en ce qu'il ne donne lieu à aucune irritation sécrétoire des bulbes.

L'absence de soins de propreté, le séjour prolongé au lit sans peigner les cheveux, comme il arrive dans les suites de couche, les maladies du cuir chevelu, qui laissent acquérir de grandes dimensions aux cheveux, sont les causes ordinaires du feutrage, auquel la section des portions intriquées est le seul remède.

SÉCHERESSE DES CHEVEUX (XÉROTRIXIE).

Cette affection, décrite pour la première fois par le docteur Boucheron, consiste dans la suppression de la sécrétion de l'huile animale qui, dans l'état normal, pénètre les tiges capillaires. Les cheveux sont ternes, crispés, terreux. Au microscope, ils paraissent couverts d'écailles, ce que M. Boucheron attribue à la désorganisation de leur gaîne épidermique.

Les bulbes pileux sont irrités et enflammés dans cette affection, d'où la douleur que les cheveux communiquent à la tête, dès qu'on les touche.

Les causes de la sécheresse des cheveux sont : le tempérament lymphatique, les inflammations chroniques des voies digestives, les névralgies crâniennes, les éruptions dartreuses du cuir chevelu.

Le traitement de la maladie est celui des causes qui la produit. Le traitement local consiste à couper les cheveux, avec des ciseaux, à deux ou trois centimètres de la tête.

HUMIDITÉ EXCESSIVE DES CHEVEUX (HYDROTRIXIE).

Cette affection consiste dans une hypersécrétion de l'huile animale qui arrose les tiges capillaires, de là cet empâtement, cet *état gras* des cheveux.

L'hydrotrixie résulte d'une irritation sécrétoire particulière des follicules pilifères.

Les lotions alcooliques réussissent assez bien dans cette maladie.

POILS SURNUMÉRAIRES.

On a vu des enfants naître couverts de poils, des individus présenter des poils noirs et frisés sur les épaules, sur la cuisse ; des femmes avoir de la barbe et des moustaches. Tout le monde sait qu'on a vu souvent sur la surface des taches de naissance (*nœvi materni*) le développement de poils durs, gros, très douloureux lorsqu'on les arrache.

ALBINISME DES CHEVEUX.

Lorsque la substance propre du cheveu (substance pileuse) ne se développe pas, elle donne lieu à l'*albinisme des cheveux*, et, en disparaissant, elle devient cause de la canitie.

Contre l'albinisme des cheveux, il n'y a pas de traitement.

CANITIE (*de canus, blanc*).

La canitie est la blancheur des poils et surtout des cheveux.

Ce phénomène est le plus souvent l'effet des progrès de de l'âge, et, dans ce cas, il n'appartient pas à la pathologie ; mais quelquefois il a lieu presque soudainement chez des individus qui sont encore loin de la vieillesse ; on l'a même observé chez des enfants qui venaient de naître, chez des filles chlorotiques, etc. Les causes qui le produisent, sont fort obscures ; on cite quelques exemples d'individus dont les poils sont devenus blancs dans un temps très court, à la suite d'une violente émotion. Mais ces exemples ne sont ni assez nombreux, ni assez authentiques pour éclairer l'étiologie de ce singulier phénomène.

Chez les adultes dont tous les poils deviennent tout-à-coup blancs, la lumière est souvent incommode, et il est nécessaire alors de teindre en noir les sourcils et les cils. Les enfants qui offrent ce phénomène en naissant, dit

Chomel, sont ordinairement atteints d'une cécité incurable.

La canitie accidentelle peut disparaître en combattant avec succès la cause qui l'a produite : par exemple, un traitement ferrugineux, en guérissant les pâles couleurs, rendra à la chevelure son aspect primitif.

Mais que faire contre la canitie due aux progrès de l'âge ? Épiler les poils blanchis avec les doigts ou avec des pinces, altère la vitalité des bulbes pilifères voisins et hâte encore leur dégénérescence. Couper souvent les poils blanchis et frictionner avec le bout du doigt l'endroit du derme qui leur donne naissance, au moyen de corps gras, de préparations toniques et légèrement révulsives, est une pratique qui donne de bons résultats.

On parvient ainsi à arrêter souvent le grisonnement, et même, dit le docteur Boucheron, à tonifier tellement le cuir chevelu, que la sécrétion bulbienne reprend sa couleur primordiale.

Quant à l'action du rasoir, elle est généralement plus nuisible qu'utile dans la canitie.

CALVITIE.

La calvitie est la perte des cheveux amenée par la vieillesse, qui s'opère d'une manière lente et progressive, sans altération appréciable du cuir chevelu.

Disons cependant qu'une prédisposition particulière peut amener la calvitie chez de jeunes sujets. Cette prédisposition se transmet dans les familles, dit Devergie, de père en fils, et il n'est pas rare de voir à vingt-quatre ou vingt-six ans des personnes devenues presque chauves, et obligées de recourir à l'art du coiffeur pour suppléer à leur infirmité.

La calvitie revêt quelquefois une autre forme chez de jeunes personnes, soit avant, soit après le mariage. Les cheveux s'éclaircissent sans cause apparente, de petites écailles se détachent sous forme de farine lorsqu'elles passent le peigne fin dans la chevelure, et une démangeaison de la peau de la tête prouve que cette épilation n'est autre qu'un léger *pytyriasis* chronique.

Il est impossible de faire repousser des cheveux sur la tête d'un vieillard ou d'un sujet chauve par transmission héréditaire : le faux toupet est le seul moyen de dissimuler cette infirmité et de se préserver des accidents qui sont la suite du froid à la tête.

ALOPÉCIE (1).

L'alopécie est une maladie qui détermine la chute complète ou partielle des cheveux et des poils.

On confond assez généralement les mots *alopécie* et *calvitie* ; cependant, pour le médecin, il y a une grande différence.

En effet, l'alopécie est une maladie, tandis que la calvitie ne doit s'entendre que de la chute des cheveux par les progrès de l'âge.

L'alopécie est *générale* ou *partielle*. Dans le premier cas, les cheveux, les sourcils, les cils, les moustaches, la barbe, les poils des aisselles, etc., quittent leurs bulbes et tombent, la totalité de la surface du corps reste donc *entièrement* dégarnie de poils ; dans le second, l'alopécie est

______

(1) De grec *alopex*, renard, cet animal étant sujet à une espèce de gale annuelle suivie de la chute des poils.

parcellaire, c'est-à-dire par plaques plus ou moins nombreuses. Lorsque ces plaques tombent, dit le docteur Fabre, les tiges pileuses se détachent par masses, par grosses mèches au moindre attouchement du peigne ou par le seul frottement de l'oreiller sur lequel la tête repose; *elles tombent*, pour nous servir de l'expression de l'auteur d'une monographie récente sur le système pileux, *comme les feuilles sèches des arbres alors qu'un léger souffle les agite.*

Si l'on examine les tiges pilaires détachées, on les trouve en grande partie dépourvues de leurs bulbes; ces bulbes persistent donc dans l'épaisseur du derme, et cela devait être, puisque les poils tombés se reproduisent le plus souvent. On manque cependant de recherches anatomiques sur la condition pathologique des bulbes à la suite de l'alopécie; la seule observation que nous connaissions à ce sujet est celle que Bichat a consignée dans son *Anatomie descriptive.* Il s'agit d'un cadavre alopécique dont la dissection a fait constater, non-seulement l'existence des bulbes dans le tissu de la peau, mais aussi des gaînes membraneuses qui paraissaient saines, et des petits troncs de nouvelles tiges capillaires qui n'avaient pas encore franchi le derme.

Dans l'*Histoire de l'Académie des sciences*, Lemery rapporte qu'un homme, à la suite d'une diarrhée, commença à perdre les cheveux, puis les sourcils, les poils de la barbe, et enfin les poils de tout le corps; en repullulant, les cheveux sont devenus plus épais et plus beaux qu'avant leur chute, tandis que les poils de la barbe, au contraire, sont restés plus faibles et plus rares.

Le docteur Gilette a observé, il y a quelques années, une alopécie partielle épidémique dans un lycée de Paris. dont il a fait la communication suivante à la Société médicale d'émulation. Il n'est rien de plus commun, dit l'auteur, que d'observer l'alopécie partielle chez les individus qui ont été atteints, soit d'*impetigo*, soit de *favus*, soit d'un érysipèle du cuir chevelu, de rougeole, de scarlatine, etc. ; mais il est une forme rare, qui survient sans cause connue, et que les médecins anglais ont décrite sous le nom de *porrigo decalvans*, affection dont Alibert n'a point parlé, et que MM. Cazenave et Schedel ne distinguent point des autres sortes d'alopécie. M. Rayer, dans son traité des maladies de la peau, n'ajoute rien à ce qu'en ont dit les médecins anglais.

Voici comment s'exprime à ce sujet, après Wilan, le docteur Bateman qui, dans la planche 40 de son ouvrage, en donne une représentation fidèle. Cette maladie est, dit-il, caractérisée par des plaques plus ou moins circulaires dépourvues complétement de cheveux, et autour desquelles la chevelure est aussi touffue qu'à l'ordinaire. La peau de la tête dans ces places est unie et d'une blancheur remarquable. On a rencontré cette maladie dans une grande réunion d'enfants où régnaient les autres formes du porrigo ; mais d'autres fois, elle a apparu sans qu'aucune cause de communication ait pu être saisie ou même supposée.

Le docteur Gilette présente ainsi les faits qui lui sont propres : « Je viens d'avoir l'occasion d'observer cette affection du cuir chevelu dans un des lycées de Paris, où sont pris les soins les plus minutieux de propreté, et où, certes, une seule pustule de teigne ne pourrait se montrer sans que l'élève fût sur-le-champ séparé des autres. Il y a peu de temps un élève de douze, à treize ans arriva de province. Dans le village où il vivait habituellement, existait-il des teigneux ? C'est ce que je n'ai pu savoir. Le lendemain de son arrivée, on reconnut qu'il portait sur un des côtés de la tête, au devant de l'oreille, une place dégarnie de cheveux, ayant à peu près trois centimètres de diamètre. Le médecin de l'établissement l'examina, n'y vit rien de suspect, et pensa qu'il pouvait impunément habiter avec les autres élèves. Au bout de quinze jours, le voisin d'études de celui-ci eut également la tête dépouillée d'une largeur un peu moins grande, sans qu'aucun signe précurseur eût pu avertir. Depuis ce temps et dans la même étude, six autres élèves ont été atteints et toujours brusquement, mais jamais dans une étendue plus grande que celle que je viens d'indiquer. Chez tous il ne s'est montré qu'une seule place qui s'est peu élargie. J'ai plusieurs fois examiné avec soin les places mêmes lorsqu'elles commençaient à se former, et je n'ai rien remarqué que la *blancheur* indiquée par Bateman. » — De cette observation on peut conclure : 1º que les auteurs anglais ont eu raison de faire de cette affection une espèce particulière ; 2º qu'elle semble être contagieuse, et qu'il serait prudent d'isoler des autres enfants les premiers sujets qui en sont atteints.

Les causes de l'alopécie sont très-nombreuses, et les faits que nous venons de rapporter prouvent que quelques-unes sont tout à fait inappréciables. Parmi les causes connues, les unes sont générales et peuvent se rattacher à l'état de faiblesse qui accompagne les graves maladies (fièvre typhoïde, variole, phthisie au dernier degré, etc.), les autres surviennent à la suite d'affections dartreuses (eczéma, impétigo, pityriasis, favus surtout, etc.), qui altèrent les bulbes pileux, ou résultent encore d'un état général de l'économie, d'un virus particulier, etc.

Le pronostic de l'alopécie se déduit de la nature et de la

cause de l'affection : il est favorable lorsque la dépilation est partielle ou lorsqu'elle survient de maladies aiguës ; il est plus grave lorsqu'elle accompagne des maladies chroniques.

Les indications de traitement de l'alopécie consistent à favoriser la transpiration de la peau du crâne (bonnet de taffetas gommé porté la nuit), à raser les cheveux lorsqu'ils parviennent à deux ou trois centimètres de longueur, enfin à surveiller la croissance des cheveux pour les fortifier, et remédier à leur trop grande sécheresse. — Voir le *Formulaire.*

DE LA PLIQUE.

La plique est une maladie qu'on observe particulièrement en Pologne, et qui est caractérisée par l'agglomération et le développement anormal des cheveux, et quelquefois de tout le système pileux.

Dans cette affection, accompagnée de symptômes fébriles à son début, le cuir chevelu est douloureux au toucher, et devient le siége d'une vive démangeaison, accompagnée d'une sueur gluante, fétide, qui se coagule et se dessèche sous forme de croûtes. — Si cette sueur manque, la plique est dite sèche.

La maladie présente, d'ailleurs, une foule de variétés établies par les pathologistes.

Les amers, les antimoniaux, les préparations sulfureuses, ont eu généralement peu de succès contre cette affection, heureusement inconnue en France.

FORMULAIRE GÉNÉRAL

DES PRÉPARATIONS EMPLOYÉES DANS LE TRAITEMENT DES MALADIES DU SYSTÈME PILEUX

HUILES.

Huile fuligineuse.

Huile d'olive   30 grammes.
Suie de cheminée   8 grammes.

Faites selon l'art.

Contre la *xérotrixie* ou sécheresse des cheveux.

Huile de laurier composé.

Huile essentielle de laurier   10 grammes.
Huile de macis   12 grammes.
Huile de girofle   6 grammes.
Baume du Pérou   40 grammes.

F. S. A.

Contre l'alopécie.

Huile tonique.

Huile de noisette   30 grammes.
Alcoolat aromatique   20 grammes.

F. S. A.

Contre l'alopécie.

On emploie encore les huiles de menthe, de lavande et de genièvre.

LOTIONS.

Lotion alcoolique.

Eau de cologne   50 grammes.
Eau distillée   60 grammes.

Contre l'*hydrotrixie* ou humidité excessive des cheveux.

L'alcool contenue dans l'eau de Cologne, ayant une action dissolvante sur l'huile animale, les cheveux se trouvent ainsi facilement dégraissés.

On emploie encore, contre l'alopécie, les lotions au vin et à l'alcoolat aromatique, les décoctions de feuilles de noyer, de petite centaurée, de marrabe, de quinquina, d'hydrochlorate de soude.

Lotion émolliente.

Décoction de guimauve. . . . 100 grammes.
Décoction de morelle. 100   —

Employée tiède.

Lotion stimulante.

Eau de cannelle. . . . . . . 50 grammes.
Eau d'amandes amères. . . . 50   —

F. S. A.

Autre (B. Lunel.)

Infusion de feuilles sèches de molène. .   1,000 grammes.
Décoction de limaçons.   1,000   —
(20 grammes de feuilles de molène pour un litre d'eau;
pulpe de limaçons, 150 grammes pour un litre d'eau).
Contre l'alopécie.

Autre (Sachse.)

Teinture de cantharides. . . . .   5 grammes.
Extrait de romarin.   5   —
Solution de carbonate de potasse. . .   6   —
Eau. , ...   120   —

F. S. A.

POMMADES.

Pommade philocome.

Extrait de quinquina. . . . .   2 grammes.
Huile de rose. . . . .   10 centigrammes.
Huile de bergamotte. . . .   40   —
Moelle de bœuf. . . . . . .   15 grammes.
Baume du Pérou.   2   —
En frictions contre l'alopécie et la calvitie.

Pommade de Dupuytren.

En voici la formule authentique. Elle est due à M. Re-
cluz, pharmacien distingué :
Moelle de bœuf purifiée. . . . . .   180 grammes.
Baume Nerval. . . . . }
Baume noir du Pérou. . . . . . } āā 60   —

Huiles d'amandes douces. . . .	45 grammes.
Extrait alcoolique de cantharides.	8 décigram.
Alcool à 30 degrés.	4 grammes.

F. S. A.

Contre l'alopécie et la calvitie accidentelle. — En prendre gros comme une noisette dans le creux de la main, et s'en frotter le cuir chevelu de manière que la pommade soit complétement absorbée.

TEINTURES.

Teinture rubéfiante.

| Huile essentielle de moutarde. . . | 12 grammes. |
| Alcool à 250 degrés. . . . . | 250 — |

Faites dissoudre.
Contre l'alopécie.

Teinture cantharidée.

Cantharides.	}	
Camphre.	} ââ 4 grammes.	
Alcool.	400 —	

Infusez et passez.
Contre l'alopécie.

FIN.